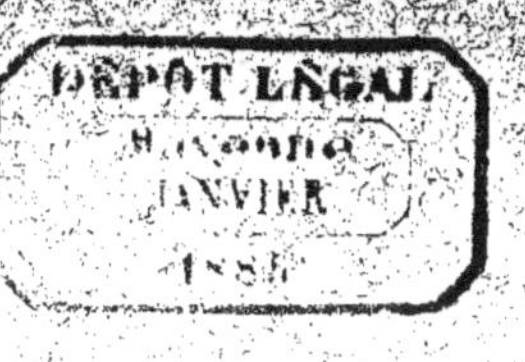

L'HYSTÉRIE

CHEZ

LES JEUNES GARÇONS

PAR

Léon de CASAUBON

DOCTEUR EN MÉDECINE DE LA FACULTÉ DE PARIS

PARIS

ALPHONSE DERENNE

52, Boulevard Saint-Michel, 52

1884

L'HYSTÉRIE

CHEZ

LES JEUNES GARÇONS

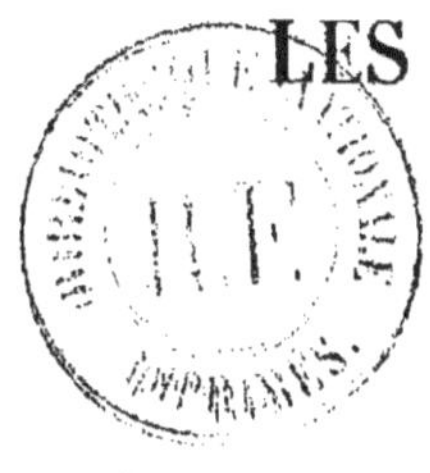

PAR

Léon de CASAUBON

DOCTEUR EN MÉDECINE DE LA FACULTÉ DE PARIS

PARIS

ALPHONSE DERENNE

52, Boulevard Saint-Michel, 52

1884

A MON PÈRE ET A MA MÈRE

A MES FRÈRES

A MES SŒURS

A MES BEAUX-FRÈRES

A TOUS MES PARENTS

A MES AMIS

A MON PRÉSIDENT DE THÈSE

M. LE PROFESSEUR BROUARDEL

Professeur de médecine légale à la Faculté de médecine
Membre de l'Académie de médecine
Médecin de l'hôpital de la Pitié
Officier de la Légion d'honneur

A MES MAITRES DANS LES HOPITAUX DE PARIS

L'HYSTÉRIE

CHEZ

LES JEUNES GARÇONS

INTRODUCTION

Nous aurions pu intituler notre thèse: « l'hystéro-épilepsie chez les jeunes garçons » car c'est sur l'hystéro-épilepsie que nous voulons insister. Mais comme beaucoup des observations que nous avons recueillies sont très vagues sur la description des attaques ; comme d'ailleurs l'hystéro-épilepsie, dans les cas qne nous étudions, n'est réellement que de l'hystérie, nous avons conservé le titre que nous adoptons.

Une observation que nous avons prise à la hâte, il y a quelques mois, dans une ville de province où nous étions de passage ; une clinique de M. le Professeur Charcot nous ont donné l'idée de ce travail.

Nous allons essayer de faire connaître, après un court exposé historique, les causes, les symptômes, le diagnostic, le pronostic et le traitement de l'hystérie chez les jeunes garçons. Comme nous l'avons dit, nous aurons surtout en vue l'hystéro-épilepsie.

Avant tout, nous prions M. le Professeur Brouardel de vouloir bien agréer l'expression de notre vive reconnaissance pour l'honneur qu'il nous a fait en acceptant la présidence de notre thèse.

HISTORIQUE

On a longtemps cru que l'hystérie était une maladie qui avait son point de départ dans l'utérus et qui par conséquent ne pouvait exister que chez la femme.

Cette théorie, plus ou moins modifiée, a persisté jusqu'à nos jours.

Galien cependant croyait que l'homme pouvait être hystérique.

Charles Lepois (1618) fut le premier qui sut voir que l'hystérie était le résultat d'un trouble particulier du système nerveux, indépendant des lésions des organes génitaux ; et il affirma qu'elle pouvait exister dans les deux sexes.

Willis, Boërhave, Sydenham, Raulin, Pomme, Cullen adoptèrent les idées de Lepois, du moins quant à l'existence de l'hystérie dans les deux sexes.

En 1846, dans son « Traité complet de l'hystérie », Landouzy essaya de faire revivre la vieille théorie galeno-hippocratique ; et ne pouvant absolument nier l'existence de l'hystérie chez l'homme, il déclara « qu'elle était le fait d'un état morbide des organes génitaux. »

Briquet, dans son « Traité clinique de l'Hystérie », en 1859, démontra l'inexactitude des opinions de Landouzy sur l'hystérie des deux sexes. Non seulement il se déclara partisan de l'hystérie masculine, mais encore il admit que s'il y a vingt femmes hystériques, il y a un homme atteint de la même maladie. Opinion évidemment exagérée.

Bernutz, dans son article du *Dictionnaire de Jaccoud*, après avoir fait ressortir d'une manière remarquable les conditions qui font naître l'hystérie, déclare « qu'elle existe incontestablement chez l'homme » et qu'elle résulte d'un défaut d'équilibre entre les différentes parties du système nerveux. « Une fois l'équilibre rompu, on voit, sous l'influence des troubles dynamiques qui se succèdent, le système nerveux arriver à un équilibre aussi instable que celui de la balance folle auquel il peut être comparé dans l'hystérie grave. »

Mais c'est depuis les travaux de l'école de la Salpêtrière que l'hystérie est surtout bien connue. Appliquant à l'observation exacte et rigoureuse des faits les données de l'anatomie et de la physiologie, M. Charcot a pu fournir, en même temps que le tableau complet des symptômes de l'hystérie, l'interprétation de phénomènes qui jusque-là avaient paru inexplicables et surnaturels. A propos de l'hystérie chez l'homme, voici ce que disait M. Charcot dans une de ses cliniques : « A cette question, si l'hystérie atteint aussi les individus du sexe masculin, nous devons répondre affirmativement, et de plus que le fait n'est pas très rare. »

Depuis 1875, cinq thèses ayant pour sujet « l'hystérie chez l'homme », ont été soutenues devant la Faculté de médecine de Paris.

Dans ces dernières années, M. Bourneville a publié quelques cas d'hystérie qu'il a observés dans son service des jeunes garçons de Bicêtre. Ces observations nous ont surtout guidé dans notre travail.

ETIOLOGIE

Age. — En étudiant l'influence de l'âge sur le développement de l'hystérie chez l'homme, Klein, dans sa thèse (1880) après avoir analysé un total de 80 observations, conclut que de 20 à 25 ans cette névrose est environ quatre fois plus fréquente que de 1 à 20 ans.

Cette assertion a été confirmée par d'autres auteurs et elle est juste.

Nous croyons cependant que l'hystérie est plus fréquente dans le jeune âge que ne le font supposer les relevés de Klein. C'est du reste l'opinion que M. Charcot a émise dans une de ses cliniques.

D'après l'analyse de nos observations, ce serait (pour la période de la vie dont nous nous occupons), de 13 à 14 ans et de 17 à 19 ans que l'hystérie serait le plus fréquente.

En effet nous notons :

A 8 ans.	1 cas
11 «	1 «
12 «	1 «
13 «	5 «
14 «	3 «
15 «	1 «
16 «	1 «
17 «	3 «
18 «	3 «
19 «	4 «
20 «	1 «

Nous devons nous contenter de dire que des auteurs prétendent avoir observé l'hystérie chez des enfants de 4 à 5 ans. Dans nos observations, un seul sujet a commencé à avoir des attaques à 8 ans. De plus, à 11, à 12, à 15, à 16 et à 20 ans, nous ne notons qu'un seul cas pour chacun de ces âges, mais, à 13 ans, nous avons 5 cas, à 14 ans, 3 cas, ce qui fait pour ces deux années réunies un total de 8 cas.

A 17 ans, nous avons 3 cas ; autant à 18 ans ; et 4 cas à 19 ans ; c'est-à-dire un total de 8 cas pour ces trois années.

Après avoir étudié l'influence de l'âge, recherchons les autres causes de l'hystérie. Nous les diviserons, comme tous les auteurs, en causes prédisposantes et causes déterminantes.

CAUSES PRÉDISPOSANTES

Nous rangerons ces causes en quatre catégories.

1° Il est une cause pour ainsi dire fatale, à l'influence de laquelle l'individu est soumis dès le moment de sa conception, c'est *l'hérédité*.

2° Une deuxième cause est engendrée par la faute des parents ou des personnes auxquelles l'enfant est confié : c'est la *mauvaise éducation*.

3° Le sujet lui-même s'est créé sa prédisposition à l'hystérie par ses *excès*.

4° Enfin, nous rangeons dans la quatrième catégorie les causes prédisposantes accidentelles. Telles sont les maladies.

1° *Hérédité*. — La cause principale de l'hystérie, celle qui prime toutes les autres, est l'hérédité. « On doit considérer comme prédisposés à l'hystérie, dit Georget, non-seulement les sujets issus de parents hystériques, mais ceux qui sont issus d'épileptiques, d'aliénés, d'hypochondriaques, de sourds, d'aveugles de naissance, d'apoplectiques, de parents atteints d'une maladie cérébrale quelconque ». L'opinion de Georget peut paraître excessive et cependant sur les vingt-trois observations que nous avons recueillies, il n'est que quatre sujets chez lesquels on n'a pas pu constater l'hérédité. Chez sept autres, les antécédents héréditaires n'ont pas été signalés. On peut supposer qu'on ne les a pas cherchés. Dans les douze observations qui restent, on a toujours trouvé, sinon l'hystérie dans la famille, du moins une tare quelconque dans le système nerveux de quelque parent peu éloigné.

Il va sans dire que l'hystérie des parents revendique la première place, au point de vue de l'hérédité, comme cause prédisposante de l'hystérie des enfants. Comme les femmes sont plus sujettes à l'hystérie que les hommes, c'est le plus souvent, pour ne pas dire toujours, la mère qui donne en héritage sa maladie à son fils. Cinq de nos sujets avaient leurs mères hystériques.

Après l'hystérie maternelle, Georget note l'épilepsie paternelle ou maternelle comme prédisposant à un degré moindre les enfants à l'hystérie. L'aliénation mentale viendrait après l'épilepsie.

Dans aucune de nos observations, ces deux maladies nerveuses ne sont relevées chez les parents.

Mais les observations I, III, VII signalent chacune un père très-impressionnable, nerveux ou emporté ; l'observation IV indique un père alcoolique. Tous savent aujourd'hui les tristes effets de l'alcoolisme paternel sur l'organisme des enfants et particulièrement sur le développement des maladies nerveuses chez ces derniers.

Chairou a signalé encore dans le groupe des causes prédisposantes héréditaires, la tuberculose. Encore ici nous n'avons aucune observation qui le prouve ; mais nous croyons le fait possible en raison de la faiblesse constitutionnelle que les parents lèguent à leurs enfants.

Le rhumatisme chez les parents prédisposerait aussi, d'après certains auteurs, leurs enfants à l'hystérie.

L'observation X indique un père rhumatisant ; mais la mère est hystérique.

Enfin les obs. V, XI, XII, signalent un oncle mélancolique, un frère hystérique, une cousine épileptique.

EDUCATION

L'éducation bien dirigée pourrait sinon supprimer du moins atténuer largement les effets de l'hérédité. Trop souvent elle est la cause adjuvante de cette dernière.

Les parents, mal inspirés, « gâtent » leurs enfants ; ou bien, insouciants, les négligent ; ou encore les maltraitent et emploient pour les corriger des moyens mauvais.

Les premiers, à peine l'enfant est-il né, l'entourent de leurs soins les plus assidus, ce qui du reste est fort louable ; mais ces soins dépassant en général leur but, ne contribuent le plus souvent qu'à affaiblir l'organisation de l'enfant. On se garde de l'habituer aux variations de la température ; on ne le corrige pas dans ses caprices ; s'il a des goûts mauvais, on ne les contrarie pas. On arrive à obtenir un être délicat, faible, sensible, aux goûts efféminés, une vraie petite fille (Obs. VI).

D'autres fois, les parents sont durs pour leurs enfants : ils les corrigent, mais ils les maltraitent. L'enfant est sans cesse sous le coup de la crainte, ce qui entretient chez lui un état de surexcitation continuelle qui ne contribue pas peu au développement de la névrose.

Enfin, l'enfant peut être abandonné à lui-même. Sans guide, sans conseils, il se laisse aller à ses passions ; il obéit à ses mauvais instincts, et, grâce à la négligence des parents, se prépare lui-même à l'hystérie (Obs. VIII).

EXCÈS. — MALADIES

Les excès et les maladies agissent sur l'individu en l'affaiblissant. Nous ne croyons pas que ces causes créent l'hystérie de toutes pièces, pas plus du reste que l'éducation. En effet, on a relevé maintes et maintes fois une éducation défectueuse, des excès de toutes sortes, des maladies chez des sujets qui n'ont jamais présenté et ne présenteront jamais des symptômes d'hystérie. Il faut que le sujet porte en lui une aptitude particulière, une constitution médicale. Dès lors, les causes déjà signalées ne font que développer cette aptitude. A ce titre, les excès et les maladies surtout établissent une transition entre les causes prédisposantes et les causes déterminantes. Elles peuvent préparer le terrain de la maladie comme aussi la faire éclore subitement.

Signalons parmi les excès, l'onanisme, qu'on aurait observé, d'après Grasset, chez presque tous les hommes, hystériques et que nous ne trouvons mentionné que deux fois dans nos observations ; le coït précoce ou trop souvent répété (Obs. IV).

L'abus de boissons (Obs. IV).

L'excès de travail.

Parmi les maladies, on a signalé la fièvre typhoïde, la variole, la pneumonie, les fièvres intermittentes, l'intoxication par le plomb (Briquet), les lésions des organes génito-urinaires (Janet).

Nos observations ne présentent rien de particulier sur ce sujet.

CAUSES DÉTERMINANTES

Une fois l'organisme préparé par les causes déjà énoncées, la maladie peut se déclarer d'elle-même ; plus souvent il suffit qu'une occasion se présente pour que l'hystérie éclate avec tout son cortège de symptômes. Les causes déterminantes sont alors la goutte d'eau, qui fait déborder le vase déjà plein.

Ici nous indiquerons en même temps que les maladies et les excès dont nous avons déjà parlé, le traumatisme (Obs. XI) ; le coït (Obs. XV) ; une contrariété, enfin toute impression morale pénible et vive : un chagrin, une frayeur, etc.

Nous n'avons pas signalé parmi les causes de l'hystérie l'influence que peuvent avoir sur son développement le climat, le pays, l'habitation, les conditions sociales, les professions. L'hystérie a été observée dans tous les climats, dans toutes les conditions sociales. Il faut cependant reconnaître que dans les villes on observe relativement plus d'hystériques que dans la campagne.

SYMPTOMES

Avant d'entreprendre la description des symptômes de l'hystérie, nous reproduisons une observation que MM. Bourneville et d'Ollier ont fait paraître dans le *Progrès médical* de 1880.

Observation I (Bourneville et d'Ollier)

Progrès médical.

Lam. Alfred, âgé de 13 ans, est entré à la section des enfants épileptiques de Bicêtre (service de M. Bourneville), le 26 novembre 1877.

Antécédents. — Père, 46 ans, musicien ambulant; devenu aveugle à l'âge de 8 ans, à la suite d'une ophthalmie purulente. Pas d'excès de boisson. Une blennorrhargie à 18 ans. Très nerveux, violent, méchant. Pas d'attaques de nerfs ni de migraines, mais douleurs de tête fréquentes. Sa mère est morte d'une attaque d'apoplexie. Mère peu intelligente.

Notre malade. — Grossesse bonne, accouchement facile, à terme; élevé au sein par sa mère jusqu'à 2 ans ; a marché à 19 mois et parlé d'assez bonne heure ; jusqu'à 10 ans il a eu fréquemment de l'incontinence d'urine la nuit. Impétigo du cuir chevelu : adénites sous-maxillaires et cervicales abcédées pour lesquelles il a fait un séjour de 15 mois à Berck. Il eut de grandes frayeurs la nuit à cette époque : les religieuses de l'établissement, pour empêcher les enfants de bavader dans les dortoirs, y faisaient quelquefois passer un homme affublé d'un drap blanc simulant un fantôme. L'enfant voit souvent ce fantôme dans son délire.

Cet enfant a toujours été très-peureux ; il rêvait fréquemment, parlait tout haut de ses camarades, de son patron (il est apprenti cartonnier) etc. Depuis environ deux ans, il se plaignait de temps en temps de douleurs dans le côté gauche du ventre, en même temps il devenait pâle ; toutefois il n'avait ni vertiges, ni pertes de connaissance. Il a été envoyé de Sainte-Eugénie à la Roche-Guyon pour le traitement d'un eczéma des jambes ; c'est de là qu'il écrivit pour la première fois à sa mère qu'il avait des crises nerveuses.

Pendant les mois de novembre et de décembre 1879, il a eu chaque jour 3 attaques survenant ordinairement de 11 heures à 5 heures.

Examen physique (11 février). — Tête régulière, sans prédominance des parties postérieures ; front assez haut et larges oreilles bien conformées et symétriques. Aucune déformation appréciable.

Physionomie exprimant la douceur, le contraire en quelque sorte des épileptiques.

Rien de spécial à noter du côté des appareils digestif, respiratoire, circulatoire et génito-urinaire. Tous les organes paraissent normaux et les diverses fonctions s'accomplissent régulièrement.

Sensibilité. — L'état actuel de la sensibilité s'est modifié à plusieurs reprises sous l'influence des attaques et des divers agents thérapeutiques employés.

A l'époque de la première exploration (27 janvier), on observa une hémianesthésie droite. Le surlendemain 29, après de nombreuses attaques, on constata que la fosse iliaque gauche présentait une sensibilité particulière à la pression, en même temps qu'il existait une hémianalgésie gauche complète, avec des plaques d'anesthésie disséminées du même côté. Ainsi l'hémianesthésie s'était déplacée. A cette époque la perception des couleurs était à peu près complète.

11 février. — Hémianesthésie droite complète, dépassant un peu la ligne médiane en avant et à gauche. On constate en outre, des zones d'hyperesthésie dans les points suivants : 1° au niveau de la 5me apophyse épineuse dorsale ; 2° au niveau des 3me et 4me apophyses épineuses lombaires ; la douleur est là encore plus marquée dans la gouttière du côté gauche ; 3° dans la fosse iliaque gauche

vers le milieu d'une ligne qui joindrait l'ombilic au milieu de l'arcade crurale.

Du côté des organes des sens, on observe que l'ouïe est conservée des deux côtés, mais notablement diminuée à droite ; la vue est également modifiée à droite, où il existe de la dyschromatopsie ; ainsi pour le vert qui est vu noir et pour le rose clair que le malade prend pour du violet foncé. Les autres couleurs sont perçues normalement. La conjonctive droite est sensible. Le goût est aboli du côté droit. L'odorat est également aboli à droite.

21 février. — Existence d'une nouvelle zone d'hyperesthésie située sur le crâne au niveau du bregma (clou hystérique). La moindre pression, le moindre frôlement des cheveux, à ce niveau, détermine les phénomènes de l'aura et provoque une attaque. De même on parvient à arrêter l'attaque en exerçant une forte compression avec le doigt au niveau de ce même point.

Zônes hystérogènes.— Zônes iliaques, de la grandeur d'une pièce de 5 fr. L'enfant dit que la pression en ces points lui produit une sensation d'oppression et de constriction au cou ; la zône du flanc gauche (côté sensible) présente la dimension d'une pièce de 5 fr. et est insensible ; au contraire, la zône du flanc droit, de la largeur d'une pièce de 50 centimes, est sensible. La rachialgie persiste au niveau des quatrième et cinquième dorsales ; mais son point maximum qui était dans la gouttière vertébrale gauche est passé à droite. Enfin deux nouvelles zônes existent de chaque côté, symétriquement, dans le troisième espace intercostal, au niveau d'une ligne verticale passant par le mamelon. Celle du côté droit est insensible ; au niveau des autres la peau a conservé sa sensibilité. La pression sur un de ces points détermine une douleur lancinante, s'irradiant transversalement vers le point symétrique.

Tableau général d'une attaque.

Les prodromes sont exceptionnels.

Il est cependant arrivé plusieurs fois à l'enfant d'être obsédé de cauchemars pendant la nuit qui précède une attaque. — Le plus souvent, il est prévenu quelques secondes à l'avance par une *aura* qui consiste en une douleur assez violente, siégeant vers la tempe droite et s'accompagnant de sifflements dans les oreilles, surtout à droite ; dans les premiers mois de sa maladie, l'enfant n'accusait pas d'autres phénomènes prémonitoires. C'est en janvier qu'il a mentionné pour la première fois la sensation d'une boule qui, se formant derrière le rebord des fausses côtes gauches, remonte jusqu'à la hauteur de la fourchette sternale où elle cause une grande oppression ; en même temps, la vue se trouble et l'enfant voit comme des flammes rouges, surtout de l'œil gauche ; de plus, il éprouverait une sensation de brûlure au niveau de la zône bregmatique. A ce moment, ses oreilles sifflent, les idées se troublent, il ne voit plus, et, s'il est debout, il tombe tantôt en avant, tantôt en arrière ; il ne s'est jamais blessé dans ses chutes ; enfin, pendant la durée très courte de l'aura, il ne peut parler et n'a jamais le temps de prévenir.

Attaque. — 1° Elle débute invariablement par un état de rigidité générale, par du trismus et par de petits mouvements convulsifs limités à la face ; les paupières clignent rapidement et il existe du nystagmus ; dans d'autres cas la face se dévie à droite et les yeux se trouvent dès le début convulsés en haut du même côté ; quelquefois les pupilles sont un peu dilatées.

Quelques instants plus tard, la rigidité augmente, la tête se porte dans l'extension ; les membres inférieurs sont étendus et rigides, les membres supérieurs en extension et pronation forcées, se rapprochent de la ligne médiane. Les mains déjà fermées, les pouces en dedans durant la phase précédente sont violemment contractés.

Bientôt les mouvements des paupières augmentent d'étendue, la face devient grimaçante, les commissures labiales sont à plusieurs reprises violemment attirées en arrière, puis les convulsions se propagent aux membres où elles sont ordinairement constituées par quelques petites secousses tétaniformes d'un côté. Dès cette période de rigidité, nous avons vu le malade présenter quelquefois un opisthotonos assez marqué pour qu'on pût facilement passer la main entre la colonne lombaire et le plan du lit. Cette première période ne s'accompagne ni d'écume, ni de stertor. La durée totale est d'une minute environ ; puis elle est suivie d'un *repos* très court pendant lequel la rigidité persiste à un degré suffisant pour qu'on ne puisse que difficilement relever les bras, qui restent appliqués le long du corps (*Période épileptoïde*).

2° *P. clonique.* — Ensuite les grands mouvements commencent : ce sont d'abord des mouvements de moulinet exécutés par les bras à plusieurs reprises : les poings, brusquement portés au-dessus de la tête, vont frapper l'oreiller, puis sont reportés le long du corps. D'autres fois le malade exécute rapidement une série de mouvements d'extension et de flexion du tronc et des jambes ; le tronc et la tête se redressent en avant ; simultanément, les membres inférieurs sont fléchis et les genoux ramenés vers le menton ; puis la tête violemment rejetée en arrière va s'enfoncer dans l'oreiller en même temps que les membres inférieurs s'étendent et que les pieds vont frapper l'autre extrémité du lit. C'est en ce moment que l'on observe dans toutes les attaques un certain nombre d'*arcs de cercle* plus ou moins complets. La tête et les pieds reposant sur le lit, le corps se soulève en arc à une hauteur variable que nous avons une fois trouvée supérieure à 0m 40 cent. Quelquefois, il arrive que le malade ne garde pas l'équilibre dans cette situation et tombe de côté sur le lit, mais sa position en arc n'en persiste pas moins ; elle peut durer jusqu'à 10 et 15 secondes et se reproduire plusieurs fois avec des intervalles de grands mouvements.

3° *P. de délire.* — Enfin le malade retombe définitivement sur le lit ; la rigidité a diminué mais existe encore aux membres supérieurs. Tout à coup, L..., pousse des cris violents : « non, non !... » en même temps que sa physionomie exprime tour à tour la douleur, la joie ou la terreur ; les globes oculaires roulent dans les orbites, les lèvres sont agitées d'une sorte de frémissement ; la respiration est fréquente et bruyante : l'enfant gémit ; pousse des cris de rage se redresse, frappe le lit ; puis retombe. Dans une autre attaque, il s'écrie : « Maman, je veux me tuer, » puis il cherche à se mordre, et un instant après : « Je le vois ! je le vois ! » et il fait le geste du doigt. — Ailleurs gémissement sourd et mâchonnement continuels entrecoupés de grands cris d'effroi. Une autre fois il parle de son frère « qui veut le tuer avec une chaise, » ensuite d'une religieuse qui a un grand voile blanc jeté sur la tête et veut lui faire peur (souvenir du fait de Berck). Pas de visions d'animaux. A cette période l'enfant paraît comprendre ce qu'on lui dit mais il ne peut répondre; à la fin toute rigidité a disparu, la face est vultueuse.

Terminaison. — Lorsqu'il s'agit de la dernière attaque d'une série, le délire est suivi de quelques instants de calme ; puis le malade ouvre les yeux, demande à boire et se plaint du mal de tête. La résolution musculaire est complète ; il peut avaler quelques gorgées d'eau et comprend ce qu'on lui dit. Les pupilles sont légèrement dilatées. — T. R. 37°,2. — Généralement, après ce premier réveil, le malade s'endort d'un sommeil très calme pendant environ un quart d'heure. Il se lève ensuite et peut aussitôt marcher sans ressentir autre chose que de la fatigue et quelquefois des sifflements dans les oreilles. Reprise deux ou trois heures après l'attaque, la température ne dépasse pas 37°,5. Lorsqu'il est complètement revenu à lui, l'enfant se souvient nettement de ses rêves et les raconte.

26 janvier. — Série d'attaques se succédant à environ une demi-minute d'intervalle. 1° Convulsions de la face d'abord, de tout le corps ensuite. 2° Position en arc de cercle. Dans certaines attaques, le tronc est fléchi latéralement.

La *compression* successive des deux testicules n'a pas eu d'action immédiate; les attaques ont néanmoins cessé quelques instants après. Durée totale de la série : 35 minutes. 3° Pas de délire.

27 janvier. — 1re *Période.* — Mouvements des globes oculaires et des paupières. Quelques instants après, tétanisme généralisé durant environ une minute. — 2e *Période.* Après un moment de calme très court, période de grands mouvements. — 3e *Période.* L'enfant exécute une série de grimaces exprimant la joie ou la terreur.

Série d'attaques après lesquelles la température est de 37°,2.

21 février. — Une attaque est déterminée involontairement en portant la main sur la tête de l'enfant pour explorer la zône d'hyperes-

tésie située au niveau du bregma. A peine les doigts ont-ils frôlé les cheveux en ce point, qu'un état de rigidité générale se produit instantanément. On observe des battements des paupières et un état singulier de la langue qui exécute une série de mouvements de va et vient et d'avant en arrière et finit par se contracturer dans la rétraction, la pointe touchant le palais et dirigée en arrière. Quelques mouvements cloniques et des arcs de cercle se montrent ensuite, puis le calme reparaît et tout se borne à une seule attaque. Pas de délire.

Une autre attaque produite dans les mêmes conditions a pu être arrêtée par la compression énergique de la zône bregmatique.

Au mois de juin, on a commencé l'usage des agents œsthésiogènes.

10 juin. — Hémianesthésie droite. On applique à dix heures du matin un bracelet formé de plaques de *cuivre* sur la jambe droite au niveau du mollet et un second bracelet formé de plaques de *zinc* sur l'avant-bras droit. Au bout d'un quart d'heure d'application, la sensibilité revient dans toute l'étendue du côté droit mais inégalement ; elle est très marquée au-dessous et autour des plaques métalliques ; au pied, au tronc et à la tête les piqûres sont nettement senties mais à un degré moindre. La sensibilité au froid est très marquée dans tout ce côté. Du côté gauche, la sensibilité persiste bien qu'un peu diminuée ; les réflexes produits par le chatouillement de la plante des pieds sont aussi beaucoup moins intenses qu'à droite ; en somme, le transfert est resté incomplet. Les bracelets métalliques ayant été enlevés après ces constatations (10 h. 5) on note à 10 heures 22 que la sensibilité est retournée à son état primitif ; le côté droit est de nouveau absolument insensible, même à une transfixion de la peau au niveau de la cuisse. A dix heures trente-sept, c'est-à-dire un quart d'heure après, aucun phénomène nouveau n'est survenu ; la sensibilité reste intacte à gauche, abolie à droite. Les zônes hystérogènes n'ont paru subir aucune modification pendant l'expérience. Aucune oscillation ne s'est produite dans le transfert. Cette expérience a été répétée, mais l'hémianesthésie est encore revenue à droite dès qu'on a retiré les plaques de zinc ou cuivre.

12 juin. — Hémianesthésie droite complète. Les pôles d'un aimant

en fer à cheval de grandes dimensions sont appliqués sur la partie externe de la cuisse droite. Cinq minutes après, le transfert commence; un quart d'heure après, il est complet : hémianesthésie gauche absolue. Deux minutes après, on retire l'aimant; quelques minutes plus tard l'hémianesthésie est revenue à droite et la cuisse gauche est sensible.

Diverses tentatives d'hypnotisme ont été faites; elles sont demeurées infructueuses.

Sous l'influence de l'*hydrothérapie* les attaques, nombreuses d'abord, sont devenues plus rares ; puis ont tout à fait disparu au mois d'août. Il en a été de même de l'hémianesthésie et des zônes hystérogènes. Les couleurs sont exactement perçues des deux côtés.

Cette observation, dans laquelle on a pu remarquer une grande abondance de détails, est un exposé complet des phénomènes que l'un observe le plus souvent chez les jeunes hystéro-épileptiques. Elle peut être considérée comme le développement de la plupart des autres observations que nous rapportons.

D'une manière générale, l'hystérique porte en lui, dès son plus jeune âge, l'empreinte de sa maladie ; car il ne faudrait pas croire que cette névrose n'existe que lorsqu'elle s'est révélée par les grands symptômes. On peut devenir hystérique ; mais on naît le plus souvent hystérique, ou si le mot effraie, on naît nerveux. Les convulsions, les cauchemars, l'incontinence nocturne d'urine, l'impressionnabilité quelquefois excessive du caractère, si souvent observés dès le bas âge, ne sont que l'indice de la maladie qui est encore à l'état latent et qui, si elle est aidée surtout par les circonstances, ne tardera pas à se révéler par ses divers phénomènes.

De plus l'enfant est en général chétif, maigre, pâle, grêle

de formes, peu porté aux travaux sérieux et soutenus; très-changeant dans ses goûts et dans ses idées. Chez lui, la sensibilité a pris le dessus sur la volonté.

Quand un de ces enfants est sujet à des attaques hystériformes, on croit plus volontiers à l'hystérie, mais il ne faudrait pas se figurer qu'il n'y a que ceux-là qui puissent être sujets à cette maladie ; des garçons forts et bien constitués peuvent aussi être hystériques.

Puis la malade se confirme davantage : ce sont des céphalées persistantes ou revenant à une heure fixe (obs. V et VII); des douleurs vagues dans le corps (obs. I) ; une irritabilité plus grande, des insomnies plus fréquentes, etc... ; et un jour, soit spontanément, soit à la suite d'une impression vive quelconque (obs. IV), une attaque se déclare.

L'hystérie est alors confirmée. L'attaque constitue un phénomène intermittent de la maladie ; il est rare qu'il n'y ait point en même temps des phénomènes permanents.

D'abord, l'attaque. Elle survient à peu près constamment pendant le jour (le malade de l'obs. IV en aurait eu la nuit) et à heure fixe (obs. V). Rien de très-régulier quant aux jours.

Ce peut être une simple attaque d'hystérie avec la sensation de « boule » classique, les mouvements convulsifs et la crise de larmes, de sanglots et de rires. La plupart des observations résumées semblent n'être que des attaques d'hystérie simple.

D'autres fois, et le fait n'est pas très rare chez les jeunes garçons, puisqu'au moins cinq de nos observations le démontrent, c'est la grande attaque, l'attaque d'hystéro-épilepsie qui se déclare.

Nous retrouvons chez nos jeunes garçons presque tous les

caractères de l'hystéro-épilepsie que M. Charcot a étudiée d'une façon si remarquable chez les femmes de la Salpêtrière. Comparons :

1° *L'Aura.* — C'est d'abord entre autres symptômes, l'*aura ovarique*, chez la femme. Nous ne la trouverons pas chez l'homme, et cependant le malade de l'Obs. III sentait une boule qui partait de la région médiane du pénil. Il ne savait dire si elle partait du testicule. S'il en était ainsi, l'organe mâle aurait là un point de ressemblance avec l'organe femelle. Du reste, si dans certaines de nos observations, la compression du testicule a été sans effet sur la provocation ou l'arrêt de l'attaque, il est des cas avérés où cette manœuvre a eu un succès complet. Sur le malade de l'Obs. I, dans son attaque du 26 janvier, si la compression des deux testicules n'a pas eu d'action immédiate sur l'accès, du moins il cessait quelques instants après. L'aura ovarique de la femme serait remplacée dans d'autres circonstances chez les garçons par des élancements partant des points costaux (Obs. IV).

Après l'*aura ovarique*, chez la femme, vient l'*aura céphalique* qui précède immédiatement l'attaque. Chez l'homme, il en est de même. De plus, c'est alors que chez ces derniers intervient le *clou hystérique* avec ses douleurs. (Obs. I-III).

L'attaque commence. La description de la période épileptoïde dans les attaques du malade de l'Obs. I, nous montre d'abord un tétanisme généralisé, des secousses convulsives ensuite, et enfin une sorte de calme, ce qui répond à la phase tonique, à la phase clonique et à la phase de résolution, qui ont été signalées dans cette période. On croirait avoir affaire à une véritable attaque d'épilepsie, si une seconde période ne survenait. Cette seconde période a été désignée par M. Charcot sous le nom de « période des contorsions et des grands mouvements. » En entreprendre la description serait répéter ce qui a déjà été dit. Il nous faut cependant faire remarquer que chez la plupart de nos malades, la position en arc de cercle, « qui est la plus remarquable », a toujours été observée dans les attaques complètes. Enfin deux autres périodes sont signalées : la période des attitudes passionnelles et celle du délire hystéro-épileptique. Ces deux périodes se confondent dans les attaques dont nous avons lu la description. En général, le délire est triste et les attitudes sont en rapport avec ce délire.

Voilà l'attaque d'hystéro-épilepsie complète, classique que l'on peut observer. Mais si nous faisons attention à une chose, que certaines périodes peuvent manquer, qu'elles peuvent être interverties dans leur ordre de succession ; que l'une peut être très courte, les autres, ou une des autres, très longues ; qu'une seule période enfin peut constituer toute l'attaque, nous ne serons plus étonné de la variété des accès. Chez le malade de l'observation III, l'attaque était presque tout entière constituée par la phase de délire ; dans l'observation IV, on peut voir que l'attaque se borne le plus souvent à la période épileptoïde. Ce malade était remarquable par la force qu'il déployait dans ses accès.

L'attaque terminée, le malade s'endort généralement pendant quelques minutes ; puis se mêle à la vie commune ne conservant de son accès qu'une légère fatigue ; et bien rarement le souvenir de ce qui s'est passé.

Nous avons parlé d'une attaque. Dans l'hystéro-épilepsie, c'est plutôt une série d'attaques que l'on observe. Elles se succèdent à de courts intervalles et peuvent constituer des accès d'une longue durée. Remarquons qu'après ces accès, on n'observe aucune élévation de température.

Voilà pour les phénomènes intermittents. Passons aux phénomènes permanents.

Chez presque tous nos malades, on observe, dans l'intervalle des attaques, des troubles de la sensibilité et de la motilité ; des phénomènes particuliers du côté de la vue ; et l'existence de zones hystérogènes.

Sensibilité. — Les troubles de la sensibilité peuvent affecter la sensibilité générale et la sensibilité spéciale.

La sensibilité générale peut être abolie dans ses divers modes (contact, température, douleur) c'est l'anesthésie complète ; un de ses modes peut avoir seulement disparu, comme la douleur (analgésie) ; ou bien il n'en persiste plus qu'un seul, le contact, par exemple. L'anesthésie complète ou incomplète peut occuper tout le corps (obs. IV), ou bien elle peut être limitée à une moitié du corps : le côté gauche (obs. VI, XII) ou le côté droit (obs. I, III). Enfin l'anesthésie peut n'occuper qu'une région plus limitée du corps, le bras, la jambe etc. ; ou même, et le cas est loin d'être rare, se limiter à des points disséminés. En d'autres termes, on peut observer toutes sortes de variétés dans l'apparition, dans l'étendue, dans la distribution, dans la marche et dans la terminaison des troubles de la sensibilité d'origine hystérique. De même qu'il peut y avoir trouble de la sensibilité par défaut ; de même il peut y avoir aussi trouble de la sensibilité par excès ou hyperesthésie.

Cette hyperesthésie n'est pas soumise à des règles plus fixes que l'anesthésie.

La sensibilité *spéciale* ou *sensorielle* peut affecter tous les sens ou bien seulement quelques uns. Le goût, l'ouïe, l'odorat peuvent être abolis, diminués en tout ou en partie. Ici encore, même variété que pour les troubles de sensibilité générale. Presque toujours c'est du côté déjà anesthésié qu'on observe les troubles sensoriels.

Mais le trouble le plus intéressant est celui de la vue. Il est connu sous le nom d'amblyopie ; il va rarement jusqu'à l'amaurose. Cette amblyopie consiste:

1° Dans un rétrécissement souvent très prononcé du champ visuel. Ce rétrécissement du champ visuel peut exister des deux côtés, surtout s'il y a analgésie d'un côté et anesthésie de l'autre ; mais il est toujours plus marqué du côté où l'anesthésie générale est plus prononcée.

2° La diminution de l'acuité visuelle.

3° Un trouble dans la perception des couleurs, soit qu'on n'en perçoive plus aucune (*achromatopsie*) ; soit que la perception de certaines ne soit plus possible (*dyschromatopsie*). On sait qu'à l'état normal, le champ visuel des couleurs varie avec chaque couleur. Ainsi le champ visuel est plus étendu pour le bleu que pour le jaune, pour le jaune que pour le rouge, viennent ensuite le rouge, le vert, le violet. Le violet est la couleur qui disparaît la première.

M. Charcot fait remarquer un phénomène particulier, peut-être spécial à l'hystérie, c'est que « lors même que la perception du bleu et du jaune ne sera plus possible, celle du rouge persistera encore. »

Au degré le plus avancé de l'amblyopie, le malade ne voit plus aucune couleur, les objets lui paraissent uniformément noirs ou grisâtres.

Ces divers phénomènes d'amblyopie ont été notés dans certaines de nos observations.

Motilité. — En même temps que la sensibilité est intéressée, il se produit aussi, mais moins souvent, des phénomènes spéciaux du côté de la motilité. Elle peut être diminuée, abolie ou exaltée, d'où les parésies, les paralysies, les contractures. Pour les troubles de la motilité comme pour ceux de la sensibilité, rien de fixe dans l'apparition, dans la localisation, dans la marche. Ils peuvent durer des années comme disparaître un jour après qu'on les a constatés. Une émotion vive suffit quelquefois à les guérir (Obs. VIII).

Zones hystérogènes. — Enfin nous devons parler d'une autre classe de phénomènes déjà signalés par Romberg, mais surtout bien étudiés à la Salpêtrière. Nous voulons parler des points hystérogènes. Sur tous les jeunes garçons qui ont été sérieusement observés, on a constaté l'existence de points hystérogènes. « On appelle ainsi, dit M. Charcot, des régions du corps en général très circonscrites, au niveau desquelles une pression plus ou moins forte produit dans un temps variable, en partie ou en totalité, les phénomènes qui caractérisent l'attaque d'hystérie et qui jouent un rôle important dans l'aura hystérique. »

Ces points hystérogènes étudiés d'abord chez des femmes, ont été observés chez les jeunes garçons dans les mêmes régions ou dans les régions correspondantes.

Nous nous contentons de signaler ces points hystérogènes sans entrer dans d'autres détails.

On les observe :

1° Sur la ligne médiane de la tête au niveau du bregma. Ce point porte le nom de « *clou hystérique.* » C'est celui qu'on observe le plus fréquemment chez les jeunes garçons.

2° Au niveau du sternum.

3° Dans l'un des espaces intercostaux, au voisinage correspondant du sternum ou de l'épaule, au-dessous de l'extrémité externe de la clavicule.

4° Au-dessous et en dehors des seins sur une ligne verticale qui descendrait du milieu de l'aisselle, ou au-dessus des seins.

5° Sur les apophyses épineuses des diverses régions de la colonne vertébrale et sur leurs gouttières.

6° Sur la partie centrale des flancs.

7° Dans la région inguinale.

8° Dans le pli de l'aine au-dessous de la crête de l'os iliaque.

9° Dans le testicule.

10° Sur le prépuce.

Enfin, dans une thèse soutenue à Bordeaux en 1882, Gaube a décrit des points hystérogènes qui existeraient dans les membres.

Tels sont les phénomènes permanents et intermittents que l'on a le plus souvent à observer chez les jeunes hystériques mâles. Leur connaissance est utile pour le diagnostic et pour le pronostic de la maladie.

Quant à la maladie, si elle n'est pas convenablement

traitée, elle peut persister avec tout son cortège de symptômes pendant des mois et même pendant des années. Essentiellement mobiles, ces symptômes intermittents et permanents peuvent cesser et reparaître brusquement. Il n'est pas rare, non plus, de voir les derniers se déplacer et occuper le lendemain des régions qui la veille étaient absolument indemnes.

Ne nous étant pas proposé de signaler les autres symptômes que l'on peut observer chez les hystériques en général, nous passons au diagnostic de la maladie.

DIAGNOSTIC

Nous serons bref sur la question du diagnostic. La plupart des auteurs faisant connaître les signes qui distinguent les attaques d'hystérie des attaques d'épilepsie, nous signalerons seulement certains symptômes à l'aide desquels M. Charcot distingue les deux maladies. Ce sont :

1° L'existence de troubles de la sensibilité.

2° Les troubles de la vue (dyschromatopsie, achromatopsie).

3° L'existence des zônes hystérogènes et le moyen de provoquer ou d'arrêter une attaque en pressant sur ces zônes hystérogènes.

4° Enfin l'action des agents œsthésiogènes sur les troubles de la sensibilité et de la motilité.

Dans certains cas, les deux maladies, hystérie et épilepsie, peuvent exister en même temps chez le même sujet. Mais alors chacune évolue avec ses caractères propres.

Enfin les convulsions d'origine organique, celles dues à l'existence de parasites dans l'intestin, à l'intoxication par le plomb, etc. se diagnostiquent par les antécédents du malade, par l'examen attentif des divers organes et par l'existence des signes propres à l'hystérie.

Dans un cas de violentes convulsions, tandis qu'un médecin distingué croyait à l'existence d'une lésion cérébrale et portait un diagnostic grave, M. Charcot, en découvrant l'existence d'un point hystérogène fit cesser l'attaque dès qu'il eut pressé sur ce point. Il porta le diagnostic d'hystérie. C'était le vrai (Obs. VI).

Enfin les symptômes permanents, les paralysies, les contractures, les troubles de la sensibilité seront reconnus d'origine hystérique par les antécédents du malade, par l'existence d'autres phénomènes hystériques concomitants; par leur mode d'apparition et leur marche.

PRONOSTIC

Quand elle n'est pas combattue par un traitement approprié, l'hystérie peut persister pendant plusieurs années. (Obs. VIII). Ce n'est pas une maladie qui entraîne un dénoûment fatal. La mort pourrait cependant venir dans une convulsion. L'hystérie chez les jeunes garçons mérite cependant d'être prise en sérieuse considération en raison des obstacles qu'elle met soit dans les rapports de la vie commune, soit dans l'exercice d'une profession, soit dans les études.

Cependant, en général, on peut dire que chez les jeunes garçons, l'hystérie comporte un pronostic bénin. Quoique à cet âge, nous ayons plus spécialement observé l'hystérie à forme grave, il n'est pas de cas, où, à la suite d'un traitement sérieux, cette maladie n'ait complétement disparu ou du moins n'ait été bien améliorée.

TRAITEMENT

On doit chercher, dans le traitement de l'hystérie, à prévenir la maladie ou à l'arrêter quand elle est développée. D'où un traitement préventif et un traitement curatif.

Traitement préventif. — Il est dicté par les causes mêmes de l'hystérie.

L'enfant est-il né de parents nerveux et surtout d'une mère hystérique ? Mieux vaudra que celle-ci se résigne à ne pas nourrir son fils et qu'elle le confie à une nourrice forte et saine habitant la campagne. La campagne est en effet préférable à la ville et l'enfant gagnera à y rester le plus longtemps possible, surtout s'il a des frères ou des sœurs hystériques. On devra surtout veiller sur l'hygiène physique et morale du jeune garçon. Une nourriture saine et frugale ; des vêtements appropriés à la saison, ni trop légers, ni trop lourds ; les promenades, la gymnastique, la vie en plein air, les bains froids, les douches quand la saison ne s'y oppose pas, sont des moyens excellents. On évitera surtout une trop grande sensibilité à l'égard de l'enfant ; on sera, jusqu'à un certain point, sobre de caresses. On lui donnera des jouets de garçon ; on aura soin de s'opposer à ses caprices et de le corriger dans ses défauts. « *Qui bene amat, bene castigat* », dit le proverbe latin.

Plus tard, on aura soin de lui supprimer les romans

sensibles ; on évitera de le laisser seul, on le distraira par des promenades ou des voyages.

Traitement curatif. — Mais l'hystérie est déclarée. Quels moyens employerons-nous pour la guérir ?

On peut se trouver en présence d'un hystérique qui a une attaque. La compression d'un point hystérogène, (obs. III), la compression du testicule ou l'application de compresses d'eau fraîche sur les parties génitales, (obs. de Dreyfous et Aussillaux) ont été faites, dans certains cas avec succès. On conseille encore les inhalations d'éther, de chloroforme, le nitrite d'amyle, le bromure de méthyle... etc. (Bourneville).

Mais le vrai traitement de l'hystérie confirmée est celui que nous avons entendu conseiller par M. le professeur Charcot et qui a réussi dans la plupart des cas.

Ce traitement consiste :

1° Dans l'*isolement* du malade, extrêmement utile pour le soustraire aux influences de la contagion et de la tendresse des parents et enfin pour agir d'une façon plus absolue sur son moral. Le jeune Russe dont il est question dans l'observation VIII n'a été guéri que lorsqu'il a été isolé de la façon la plus rigoureuse. Dans une épidémie d'hystérie qui éclata en 1874 dans un collège dirigé par des religieux près de Belfort, les jeunes hystériques furent guéris dès qu'ils eurent été renvoyés dans leurs familles.

2° Les *Toniques*. — Les jeunes hystériques sont en général faibles, maigres et pâles. Une nourriture substantielle, les préparations ferrugineuses, l'huile de foie de morue... etc... répondront à cette indication.

3° L'*hydrothérapie*. — C'est un moyen souverain qui

agit à la fois comme perturbateur et comme sédatif du système nerveux. L'hydrothérapie consiste dans l'usage des bains et des douches. Deux bains et une douche par jour dans les cas de grande agitation ; un bain tous les jours ou tous les deux jours avec la douche quotidienne dans les cas moins graves produiront le meilleur résultat.

3° Enfin l'*électricité statique,* qui s'adresse directement aux troubles de la sensibilité et de la motilité et qui consiste dans l'application des aimants sur la partie malade.

Observation II (personnelle)

F... garçon, pharmacien, est âgé de 14 ans. C'est un garçon blond, pâle, maigre. Il est grand pour son âge.

Sa mère et sa sœur ont souvent des attaques de nerfs.

Depuis un an, F... se livre très souvent à l'onanisme. Depuis quelque temps, il se plaint de ne pouvoir dormir, il éprouve des douleurs de tête; il se sent très fatigué.

Un jour, en montant un escalier, F... pousse un cri et tombe. Tout son corps se raidit d'abord, puis il éprouve de violentes secousses. Cette raideur et ces secousses durent environ cinq minutes et F... semble entrer dans une période de calme relatif. Mais une ou deux minutes après, F... s'agite en tous sens. Ses bras et ses jambes exécutent les mouvements les plus variés; son corps se soulève et retombe sur le lit. A un moment donné et à deux reprises différentes, on voit F... n'appuyer sur le lit que par la tête et par les pieds, de telle sorte que son corps semble faire un pont. Un léger moment de calme; puis le malade s'assied sur son lit, se met à pleurer et prononce des paroles incohérentes. Il semble entretenir une conversation avec des êtres imaginaires.

L'accès dure depuis dix minutes environ, lorsque F... regarde tout étonné les personnes qui l'entourent et déclare ne pas comprendre ce qui lui est arrivé.

Le malade est renvoyé le lendemain dans sa famille. Nous n'avons pas pu constater et on n'a pas pu nous dire si F... présentait des troubles de la sensibilité. Nous savons seulement qu'il n'avait ni paralysie, ni contracture.

Observation III. (Bourneville et Bonnaire) (Résumée).

(*Recherches sur l'épilepsie, l'hystérie et l'idiotie.* 1884)

Ron... Fernand, âgé de 13 ans.

Antécédents héréditaires. — Père et grand-père paternels nerveux et migraineux. — Mère : convulsions et torticolis spasmodique dans l'enfance. Encore actuellement, névralgies. — Tante maternelle idiote. — Consanguinité. Un frère très-nerveux ; une sœur morte d'une méningite à l'âge de neuf mois, un autre frère mort à deux mois 1/2 de convulsions.

Antécédents personnels. — Convulsions à 9 mois. Impressionnabilité très-vive. Cauchemars. L'hystérie a débuté en février 1880. Les attaques ont le caractère de la grande hystérie.

Etat actuel. 1er mars. — Constitution faible. L'enfant montre de l'aptitude au travail. Pas d'onanisme.

La sensibilité générale dans ses divers modes est conservée. La sensibilité sensorielle est diminuée à gauche. L'œil gauche ne peut reconnaître les couleurs qu'on lui présente, excepté le jaune de saturne.

Zônes hystérogènes. Clou hytérique. — Le clou hystérique participe à la crise nerveuse en ce qu'il devient douloureux vers la fin de l'aura ; 2° *Rachialgie* au niveau de l'apophyse épineuse des 5e, 6e, 7e, vertèbres dorsales ; 3° zones symétriques à droite et à gauche dans le 5e espace intercostal, à égale distance du sein et de la ligne axillaire; 4° point douloureux dans le 7e espace intercostal gauche à quatre ou cinq centimètres du rachis ; 5° points hystérogènes symétriques au niveau des flancs ; 6° zone au dessus de la poignée du sternun ; 7° zônes au niveau des fosses iliaques. Attaques. Aura. Sensation de boule qui partirait de la partie médiane du péuil et remonterait à l'épigastJe et de là aux larynx. Le cloubystérique devient douloureux a la fin de l'aura.

2 mars. — L'attaque débute à 7 heures 35 du soir après dîner : 1° rigidité passagère ; convulsions classiques, grands mouvements ; 3° Délire. Pendant une heure un quart, les attaques se succèdent. Elles sont remarquables par les grands mouvements et surtout par le délire, les hallucinations.

21 mai. — Les points hystérogènes paraisssent un peu atténués et se montrent moins sensibles à la pression.

1er décembre. — Les attaques sont devenues beaucoup plus rares ; et ont diminué de durée. On note une hémianesthésie de la moitié droite du corps. L'examen s'étant prolongé, on constate que la sensibilité a en partie reparu, depuis l'épaule jusqu'à la fesse ; mais l'anesthésie persiste néanmoins à la face et au cou de ce côté. La sensibilité a reparu surtout dans les points où l'on a produit une excitation énergique piqûre, transfixion .

Avril 1881. — Sensibilité normale et égale des deux côtés ; l'enfant n'a pas eu de crises depuis le 13 décembre 1880.

13 octobre. — Les attaques ont complètement cessé. Le caractère s'améliore ; mais l'enfant montre peu d'ardeur au travail. Il y a deux semaines, on a craint les attaques à la suite de deux nuits agitées, avec rêves et cris de terreur, phénomènes qui annonçaient jadis les attaques.

On continua le traitement par les douches, la gymnastique, le fer, le vin de quinquina.

L'enfant a été revu le 24 août 1882. Il est d'une bonne santé et il n'a pas eu de nouvelles attaques.

Observation IV (Bourneville et Dange).

(*Progrès médical*, n° 34, 1883).

Freit... Rodolphe, 17 ans, entre à Bicêtre le 21 septembre 1880. Service de M. Bourneville.

Antécédents héréditaires. — Père alcoolique. Mère très impressionnable, morte d'un cancer du sein. — Pas de consanguinité. Un frère très-emporté, peu intelligent.

Antécédents personnels. — Vive impressionnabilité. Cauchemars. Incontinence nocturne d'urine. Il a été placé à 5 ans à l'hospice de Blois comme orphelin.

Ses attaques ont commencé à 8 ans. Il avait souvent des épistaxis. On lui aurait fait renifler du perchlorure de fer; c'est à cela qu'il attribue sa première attaque.

Depuis cette époque jusqu'à 13 ans, il aurait eu environ 2 ou 3 attaques par semaine. A la suite de l'une d'elles, il aurait été atteint d'une paralysie qui débutant par les membres inférieurs aurait envahi successivement tout le corps. Les mouvements seraient revenus aux membres supérieurs du jour au lendemain. Le mouvement serait revenu plus lentement aux membres inférieurs. Les attaques recommencent.

Freit... sort de l'hospice à 14 ans. Il se livre à des excès de boisson; les attaques le reprennent; il est de nouveau interné à l'hôpital de Blois où il resta 3 mois.

En été 1879, il fait la connaissance d'une lingère, qui devient sa maîtresse. Celle-ci ne tarde pas à l'abandonner. Freit... en ressent un grand chagrin et vient à Paris où il se livre à de nouveaux excès alcooliques.

Au mois d'août 1880, il est pris de vomissements de sang, survenant sans effort pendant le travail; puis ses attaques le reprennent et il est conduit a Bicêtre.

C'est un garçon brun et bien conformé. Fonctions digestives, circulation et respiration normales.

Sensibilité. — La sensibilité générale est abolie sur la peau et les muqueuses. La sensibilité spéciale est conservée.

Zones hystérogènes. — 1° Rachialgie au niveau de l'apophyse de la 5e vertèbre dorsale. 2° Douleur à la pression dans la fosse iliaque, surtout la fosse iliaque gauche. La pression en ce point produit des phénomènes de suffocation. 3° On trouve un autre point de chaque côté de la ligne médiane, au niveau du rebord de sfausses côtes.

Pas d'autres zônes hystérogènes.

Aura. — Il y a une aura médiate qui commence deux ou trois heures avant la crise.

Elle consiste en des élancements qui partent des points costaux signalés à la base du thorax ; puis souvent l'aura immédiate, ou aura céphalique et le malade est en attaque.

En général dès le début de l'attaque, Freit... est pris d'une sorte de rage, dans laquelle, déployant une force extraordinaire, il arrache et brise ce qui se trouve devant lui. Survient ensuite la période tonique, dans laquelle le malade est complètement raide. Surviennent ensuite les grands mouvements et la période de délire, qui, une fois, a constitué presque toute l'attaque.

23 décembre. — Tout à coup, F. se sent mal à la tête ; il est oppressé ; il sent son attaque venir. En descendant l'escalier de cinq marches qui conduit aux latrines, l'attaque éclate. Il saisit la rampe de fer, la descelle complètement, et enlevant le montant d'un seul coup, il le plie avec les mains.

Son corps est absolument raide. Cet état dure dix minutes environ.

7 janvier. — L'attaque débute par des vomissements de sang. Pas de période tonique. Bientôt grands mouvements et longue période de délire avec paroles entrecoupées et hallucinations.

5 janvier. — On applique un aimant en fer à cheval le long de chaque cuisse. La sensibilité reparaît plus vite à gauche qu'à droite. Une heure après, la sensibilité était entièrement revenue dans tout le corps. Le 2 février, jour où le malade a quitté Bicêtre, la sensibilité persistait encore.

Toute tentative d'hypnotisme a été sans résultat.

Revenu à l'hospice de Blois, F... a été soumis à un traitement moral. Défense expresse de le contrarier. Peu à peu ses attaques sont devenues plus rares et après un an le malade était totalement guéri de ses attaques.

Observation V

(Clinique de M. Charcot. *Progrès médical*, n° 51, 1882).

Un garçon de 17 ans, S., de Moscou, vint me consulter l'an passé.

C'est un jeune homme grand et maigre, dans les antécédents duquel il faut relever l'existence d'un oncle mélancolique.

Pour lui, il est exalté, écrit des vers, aime la musique, lit des romans avec avidité. Pas de vice de conformation des organes génitaux.

Depuis quelques mois, il est sujet à des attaques qui reviennent tous les jours à 5 h. du soir. Il offre de plus des phénomènes permanents : hémianalgésie à gauche et du même côté un point hystérogène sterno-costal. Un léger frottement en ce point provoque une attaque.

Les attaques spontanées sont précédées de tristesse, de battements de tempe, d'une sensation de boule qui va de la région précordiale au larynx. Qu'elle soit spontanée ou provoquée, l'attaque est constituée par 1° : Une période épileptoïde plus marquée dans une moitié du corps, avec convulsions toniques et cloniques prédominantes à gauche ; il perd connaissance ; mais il ne se mord pas la langue ; 2° puis son corps se met en arc de cercle à convexité abdominale ; 3° il marche ensuite les yeux ouverts, poussant un cri de frayeur (il voit sa mère morte) ; 4° à la fin de l'attaque : rires, pleurs, baillements, demande à boire, tremble, dit qu'il a froid.

En résumé, l'hémianalgésie, l'existence d'un point hystérogène, le caractère des attaques suffisent amplement à établir le diagnostic.

Un traitement tonique et l'emploi méthodique de l'hydrothérapie, quelques changements dans l'hygiène intellectuelle suffisent à assurer la guérison.

Observation VI

(*Progrès médical*, n° 51. Charcot, 1882).

Enfant de 13 ans, que je vis en consultation avec un médecin très distingué, mais qui fait montre de scepticisme à l'endroit de l'hystérie en général et de l'hystérie des enfants en particulier.

En présence des attaques épileptiformes, il s'était demandé s'il n'y avait pas là une affection encéphalique grave, une tumeur cérébrale. L'attaque épileptiforme existait, en effet, mais faisait partie d'une série d'autres manifestations. Elles étaient suivies de grands mouvements, puis l'enfant se mettait en arc de cercle. Je fus témoin de cette attitude. Je cherchai un point hystérogène, j'en trouvai un dans le flanc gauche. Je le comprimai, et les mouvements cessèrent, bien que la connaissance ne revînt pas.

Dans l'intervalle des attaques existait une hémianesthésie gauche; ce garçon, du reste avait l'air efféminé, était entouré de joujoux comme une petite fille.

Je prescrivis les toniques, l'isolement, pour le soustraire à l'influence de ses parents qui le gâtaient trop, et l'hydrothérapie.

La guérison ne se fit pas attendre plus de trois ans,

Observatioo VII

(Charcot, *Progrès médical.* n° 51, 1882).

Un jeune Israélite de 13 ans, originaire de la Russie méridionale. Tous les parents sont en bonne santé; le père est très impressionnable et nerveux; mais sans rien de bien caractérisé.

Il a beaucoup travaillé, il est intelligent, a l'œil vif ; mais il est petit et pâle. Il se plaint depuis plus d'un an de douleurs de tête, mais seulement depuis 5 mois, la céphalalgie est devenue intense, revenant tous les soirs vers 5 heures, suivie peu après d'attaques oonvulsives.

Le diagnostic fut hésitant ; on aurait parlé d'une lésion organique et le pronostic aurait été déclaré grave. Le père a entrepris le voyage, et nous l'a conduit à Paris.

Ce jeune sujet est atteint en outre d'une céphalée persistante, avec un point de sensibilité exagérée sur le vertex. Il existe en outre, du côté droit une hémianalgésie à la piqûre, au froid, à la faradisation ; le goût, l'odorat, l'ouïe sont affaiblis de ce côté. Il se plaint de ne pas voir clairement de l'œil droit, et l'examen méthodique du champ visuel montre un rétrécissement particulièrement marqué à droite, et de ce côté, il ne voit que le rouge. En outre, il y a des plaques d'hyperesthésie au crâne et au vertex.

Vers les quatre heures et demi ou cinq heures (vers 6 h. 1/2 en Russie) la douleur de tête s'exaspère et lui donne la sensation d'une plaie vive; puis viennent les tintements d'oreille; il n'a pas de sensation de boule, mais une sorte de constriction thoracique.

L'attaque est ordinairement coupée par la chloroformisation. Abandonné à lui-même, il se couche sur le côté gauche, la tête sur un petit coussin qui ne le quitte jamais, sanglotte et se replie sur lui-même. Les membres inférieurs et supérieurs sont fléchis; il se cache la tête dans ses mains et se met dans une sorte d'emprostothonos; il peut être soulevé tout d'une pièce. Cela dure trois à quatre minutes;

puis les membres se détendent; les yeux se mouillent de larmes, puis tout est fini. Pas de rires, pas de pleurs, pas de délire.

Le jeune malade a d'abord été soumis à l'électrisation statique tous les deux jours et aux pratiques hydrothérapiques quotidiennes, en même temps qu'il suivait un régime reconstituant. Mais le père n'a pas voulu se décider à quitter son fils. La guérison n'est survenue que lorsque l'enfant s'est trouvé tout à fait isolé.

Au bout de 4 ou 5 jours de traitement effectif, les attaques etaient déjà modifiées ; moins régulières et moins fortes ; quinze jours après, il n'était plus question d'attaques; puis la zone hystérogène bregmatique disparut et quand le petit malade partit un mois environ après le commencement du traitement effectif il ne restait plus en tout que des traces d'amblyopie.

Observation VIII (résumée).

(Thèse de Klein, 1880).

Henri G..., 20 ans. Bien constitué, aucun vice de conformation.

Antécédents héréditaires : père très exalté, s'est beaucoup occupé de magnétisme animal et faisait des expériences sur son fils. Mère hystéro-épileptique.

Henri G... a eu des convulsions à 20 mois ; de l'incontinence nocturne d'urine jusqu'à 5 ou 6 ans. Il est d'un caractère très mobile. Abus de tabac depuis 11 ans.

A 12 ou 13 ans, il a des attaques avec chute, perte de connaissance, convulsions violentes et hallucinations terrifiantes. Une fois son père l'a trouvé dans son lit, immobilisé par une contracture des muscles extenseurs.

A 19 ans, il perd son frère. Violent chagrin. Ses attaques reviennent, et, pour la première fois, il éprouve la sensation de la « boule hystérique ». En même temps, contracture avec flexion du bras, qui persiste pendant 4 mois et qui disparaît à la suite d'une attaque provoquée par l'arrivée de sa mère.

10 mois après, il a une angine, et pendant la convalescence survient une paralysie complète du bras droit.

C'est à ce moment que la sensibilité est explorée.

La sensibilité tactile (température, pression) n'est pas perçue dans le bras droit. Mais la piqûre est douloureuse. Le sens de position est aboli.

L'exploration électrique montre une notable diminution de la sensibilité cutanée et musculaire avec conservation de la contracture faradique.

Les attaques reviennent presque tous les soirs à huit heures.

Douze minutes avant l'attaque, fatigue. Douleurs de tête ; sensation de constriction au cou. Le malade a toute sa connaissance. Bientôt surviennent des secousses brusques avec contraction tétanique des muscles et du tronc, des paroles incohérentes, mouvements brusques d'inspiration et d'expiration.

La pression des testicules détermine des cris et de violentes secousses.

On peut provoquer chez ce malade le somnambulisme. A la suite d'une expérience de somnambulisme faite par son père, G... est guéri de sa paralysie.

Observation IX (Résumée) Siredey.

(Thèse de Petit).

Un négociant de 41 ans, robuste, bègue, très intelligent. Plus d'imagination que de jugement. Ses accidents nerveux remontent à l'âge de 13 ans.

Mère et sœur hystériques. Frère nerveux, épileptique.

A 20 ans, signe de pneumonie. M. Moissenet diagnostique une toux nerveuse. Pas de tubercules, état catarrhal. Trousseau, Rayer, Siredey admettent la phthisie. Aggravation de l'état général. Cachexie hystérique. On abandonne l'idée de tuberculose. Attaque. Douleur extrême au-dessous du sein droit, état syncopal, céphalalgie violente, etc...

Observation X (Résumée) Guibout.

(Thèse de Klein).

Tailleur, 19 ans. Père rhumatisant, mère hystérique.

Eczéma herpétique. Excès vénériens. Insomnie, vertiges, céphalalgie, bourdonnement d'oreilles, tremblement des paupières, légers mouvements choréiques, palpitations, dyspnée, météorisme ; anesthésie douloureuse de la hanche, de l'aisselle gauche et de la partie antérieure et externe des membres inférieurs du même côté. Température abaissée de 1 degré en ces points.

Observation XI (Billot).

Thèse de Klein.

Compositeur d'imprimerie, 19 ans. Cousine épileptique.

La cause déterminante de son état parait être l'ablation d'un ganglion. Céphalalgie. Perte de connaissance complète. Boule strangulatoire. Convulsions. Stupeur. Parésie des jambes.

Observation XII (Martin).

Thèse de Klein.

Un enfant de 11 ans. Frère hystérique. Caractère d'une jeune hystérique. Sensation de boule. Attaque convulsive suivie d'amnésie. Hémianesthésie gauche complète, sensitive et sensorielle. Rétrécissement du champ visuel. Dyscromatopsie. Pas de douleur du testicule gauche. A la suite d'une scarlatine, l'hémianesthésie est guérie.

Observation XIII (Mathieu).

Thèse de Klein.

Jeune homme de 18 ans.

Mère hystérique. Nerveux et irritable. Incontinence d'urine. Onanisme invétéré. Clou temporal. Sensation de boule. Attaque convulsive. La compression du testicule fait cesser l'attaque. Anesthésie générale.

Observation XIV (Raymond).

Thèse de Petit.

Jeune homme de 19 ans.

Pas d'hérédité. Lecture de romans. Onanisme. Excès vénériens.

Boule hystérique. Attaque convulsive. Emotivité extrême. Rachialgie. Dépression mélancolique.

Observation XV (Briquet).

Menuisier âgé de 16 ans. Très impressionnable. Les attaques ont commencé à la suite du coït.

Clou hystérique. Boule. Attaque convulsive, suivie de loquacité, de rires incoercibles. Affaiblissement des membres inférieurs.

Pas d'hérédité.

Observation XVI.

(Thèse de Klein.)

Garçon de 19 ans. Ajusteur. Pas d'hérédité.

Allures féminimes. — Abcès dentaire. Insomnies, délire. Cinq ou six jours après, 1re attaque.

Attaque convulsive hystériforme.

Vague souvenir. Amaurose réflexe.

Observation XVII

(Marmisse). (*Gazette hebdomadaire* 1876)

Enfant de 14 ans. On ne signale pas l'hérédité.

A 4 ans, accidents nerveux à la suite de fièvres intermittentes. Contrariété, cris plaintifs au milieu de la nuit. Attaque convulsive. Larmes. Urines abondantes et claires. Guérison peu à peu.

Observation XVIII

(Michea). (*Gazette des Hôpitaux* 1865)

Fils d'un magistrat, âgé de 17 ans. Intelligence vive et précoce, peu porté aux exercices du corps.

A 14 ans, céphalalgie, hoquet, constriction au cou; bientôt la marche et le mouvement deviennent impossibles. Un mois après, deux premiers accès convulsifs. Céphalalgie, agitation, plissement vertical des muscles du front. Cris sourds, gutturaux, aboiements. Cabrioles variées exécutées avec une force et une agilité surprenantes. Ne garde pas le souvenir de ses attaques. Troubles de la sensibilité générale et spéciale du côté droit. Tremblement unilatéral occupant les membres du côté droit.

Observation XIX.

(Mouchet).

Soldat, 19 ans. Blond, lymphatique. Excès de boissons.

Céphalalgie, chaleur, frissons, délire. On diagnostique une fièvre pernicieuse. Cris indépendants de la volonté. Boule, hémianesthésie et hémiparésie droite. Convulsions du même côté.

Obsetvation XX.

(Briquet).

Imprimeur, âgé de 18 ans. Très impressionnable. Accidents saturnins à l'âge de 15 ans. Anesthésie dorsale, douleur, fourmillements et parésie du bras droit, Dyspnée, palpitations, raideur des membres ; accès convulsifs ; pleurs, sanglots. Récidive au bout d'un mois.

Observation XXI.

(Thèse de Petit).

Enfant de 12 ans, fils d'un couturier. Accès convulsifs et somnambulisme. Terreurs nocturnes.

Observation XXII

(Maisonneuve).

Matelot. 18 ans. — Grande frayeur. Convulsions précédées d'une sensation de boule et de strangulation.

Cris. Pas de perte de connaissance.

Observation XXIII

(Hoffman).

Jeune homme de 15 ans, vigoureux et de forte taille.

Vive douleur à l'anneau ingunal externe. Excitation génésique.

Palpitations. Strangulation. Syncope. Convulsions.

Cet état se reproduit tous les mois.

RÉSUMÉ ET CONCLUSIONS

1° L'hystérie peut exister chez les jeunes garçons. Son maximum de fréquence paraît être à treize et quatorze ans et de dix-sept à dix-neuf ans.

2° L'hérédité joue un très grand rôle dans le développement de la maladie.

3° La forme d'hystérie qui paraît avoir été observée souvent chez les jeunes garçons de treize et quatorze ans, est la forme grave ou grande hystérie. Elle se présente avec tous les caractères de la grande hystérie chez la femme.

4° Le diagnostic de l'hystérie s'appuie sur le caractère des attaques, les troubles permanents de la sensibilité, sur l'existence de points hystérogènes, sur l'action des agents œsthésiogènes, sur le début, la marche et la terminaison de la maladie.

5° Le pronostic est relativement bénin.

6° Le traitement doit d'abord consister à prévenir la maladie par une bonne éducation ; à l'arrêter, quand elle est développée, par l'isolement, les reconstituants, l'hydrothérapie et l'électricité statique.

Imprimerie A. DERENNE, Mayenne. — Paris, boulevard Saint-Michel, 52.

www.ingramcontent.com/pod-product-compliance
Lightning Source LLC
LaVergne TN
LVHW012006160826
845678LV00002B/692

* 9 7 8 2 3 2 9 6 7 2 1 4 4 *